EAU MINÉRALE

ET

BAINS DE CÉSAR

A SAINT-MART-ROYAT

MALADIES DES VOIES URINAIRES,
ANÉMIE, CHLOROSE, DYSPEPSIE, HYSTÉRIE
ET AUTRES AFFECTIONS DU SYSTÈME NERVEUX.

PAR

Le Docteur ARTANCE, de Clermont,

Lauréat du Concours de l'Académie de médecine de Paris
(Médecine morale et maladies nerveuses);
Conservateur de la vaccine pour le département du Puy-de-Dôme;
MÉDECIN CONSULTANT A ROYAT.

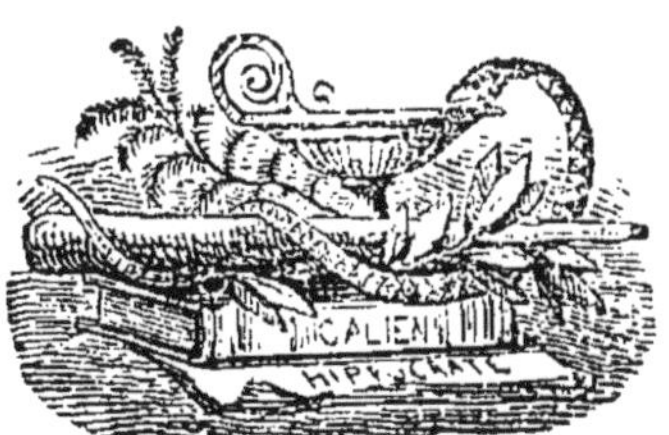

Clermont-Ferrand

IMPRIMERIE TYP. DE MENEBOODE
Avenue Centrale, 8.
187.

EAU MINÉRALE

ET

BAINS DE CÉSAR

A SAINT-MART-ROYAT.

EAU MINÉRALE

ET

BAINS DE CÉSAR

A SAINT-MART-ROYAT

MALADIES DES VOIES URINAIRES,
ANÉMIE, CHLOROSE, DYSPEPSIE, HYSTÉRIE
ET AUTRES AFFECTIONS DU SYSTÈME NERVEUX.

PAR

Le Docteur ARTANCE, de Clermont,

Lauréat du Concours de l'Académie de médecine de Paris
(Médecine morale et maladies nerveuses);
Conservateur de la vaccine pour le département du Puy-de-Dôme;
MÉDECIN CONSULTANT A ROYAT.

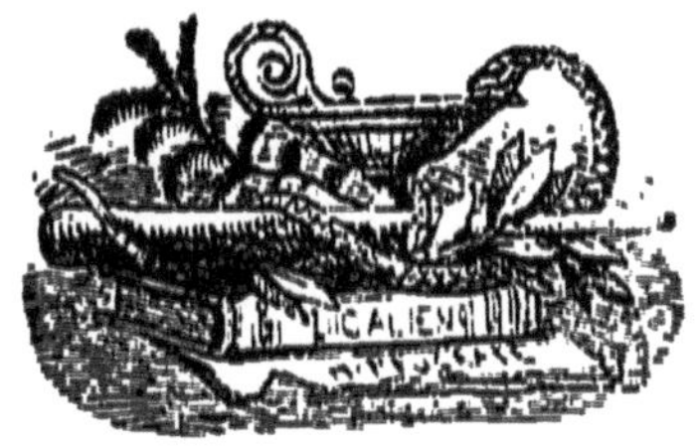

Clermont-Ferrand
IMPRIMERIE TYP. DE MENEBOODE
Avenue Centrale, 8.
1873

AVANT-PROPOS

L'un des plus consciencieux et des plus érudits écrivains du XVIIe *siècle, le célèbre Bénédictin Dom Calmet, a dit au commencement de la préface de son Traité des eaux de Plombières :*

« S'il y a dans la nature un secours essen-
» tiel établi par la Providence pour soulager
» l'homme dans ses infirmités, c'est sans con-
» tredit les eaux minérales et thermales, etc. »

Cette vérité est non-seulement admise vulgairement, mais encore elle a subi les atteintes funestes de l'exagération et du charlatanisme.

L'on s'est étudié en beaucoup de circonstances à vanter outre mesure presque toutes les eaux minérales : chacun a vanté les siennes ; non pour leur faire produire un plus grand nombre de guérisons, mais pour attirer près d'elles un plus grand nombre de clients, et mettre en quelque sorte les malades crédules dans la nécessité de payer chèrement de l'espérance trompeuse, et parfois un remède incertain, suspect ou même dangereux.

Sans pitié aucune pour la souffrance, quelquefois aussi pour la misère d'autrui, la spéculation n'a souvent qu'un but : se procurer de la monnaie, peu lui importe le moyen.

Rem si possis rectè, si non, quocumque modo rem.

De la monnaie à tout prix, comme le dit Horace ; de la monnaie en foulant aux pieds les lois de la morale, en se moquant de la faiblesse et de la crédulité du riche, en privant même, en certaines circonstances, de leur dernière ressource des malades faciles à tromper et énervés, que la douleur accable d'ennuis, de tristesse, de désespoir.

« L'introduction des eaux minérales dans » la matière médicale, à l'époque des sociétés » primitives, n'a certainement pas d'autre » origine que la suivante : De pauvres malades » qui en avoisinaient les sources, furent » l'objet de leurs premiers bienfaits et par-

» *lèrent les premiers de leurs vertus. Les*
» *récits étaient simples comme les hommes*
» *qui les faisaient, vrais comme l'action du*
» *remède. Mais cette simplicité a bien son*
» *éloquence; et celui qu'un remède nouveau*
» *vient de rendre à la santé, persuade aisé-*
» *ment de son efficacité. Ainsi commença et*
» *s'étendit peu à peu et sans brigue la célé-*
» *brité des eaux thermales; et dans des temps*
» *très-reculés sans doute, on les comptait*
» *déjà au nombre des remèdes les plus*
» *puissants.* »

C'est là ce qu'écrivait en 1823, *dans son Traité des eaux du Mont-d'Or, le savant et* conscienceux *médecin hydrologue Michel Bertrand. Je souligne à dessein le mot* consciencieux, *Michel Bertrand étant par excellence l'homme de la probité antique médicale, l'opposé du charlatanisme. Pendant plus d'un demi-siècle, il a rempli au Mont-d'Or un devoir doublement philanthropique et sacré: il savait au suprême degré y attirer les malades auxquels les eaux pouvaient être utiles; mais c'était un Cerbère pour en éloigner ceux à qui elles ne convenaient point, eussent-ils apporté avec eux tous les trésors du roi de Perse.*

Nous sommes loin de la simplicité et de la franchise des temps antiques. Fernel, au commencement du XVIe *siècle, fait mention des joueurs de flûte en faveur des eaux minérales de son époque* (Tibicines balneorum).

La trompette du charlatan a sonné depuis des siècles, et elle sonne encore plus de nos jours, aux quatre coins des établissements d'eau thermale. Analyses plus ou moins sérieuses ou mensongères, observations de guérisons plus ou moins vraies, manuels almanachs et indicateurs, où le médecin lui-même, foulant aux pieds la dignité de sa profession, ne craint pas, dans un but égoïste et mesquin, de battre de la grosse caisse et de jouer du cornet à piston, courtages éhontés, à l'aide de procédés et de manœuvres qu'il ne m'est point permis d'indiquer ici; tout est mis à contribution, afin d'attirer et de tromper le malade.

Les stations thermales ont été pour ainsi dire érigées en théâtres, peuplés d'acteurs renonçant à toute pudeur, à toute probité, et d'où les individus trompés ne se retirent que pour faire place à d'autres.

D'honorables exceptions, je le sais, existent en faveur des médecins hydrologues dignes de leur profession; mais, avouons-le, quelque pénible que soit l'aveu, les théâtres dont nous parlons sont nombreux, et pour peu que leur nombre augmente, la vérité et la probité n'auront bientôt pour elles que de rares exceptions.

Trois voies différentes introduisent aujourd'hui les eaux minérales dans le domaine de la médecine : la voie de la mode et des circonstances favorables; la voie de la ruse et de la spéculation; et enfin la voie de la vérité basée sur l'expérience. Cette dernière seule convient à l'honnête homme, au médecin : nous promettons de ne point nous en écarter.

D'ailleurs, il serait difficile qu'il en fût autrement. Les eaux de la source de César, auxquelles est consacré cet opuscule, n'ont rien qui puisse leur permettre de figurer sur un théâtre quelconque; car tout charlatan, s'il n'en impose point par sa magnificence et son babil, doit au moins posséder une voiture bigarrée ou une veste à gallons.

Or la source dont il est ici question, n'a rien pour fixer les regards. Son extérieur reflète la simplicité et la modestie la plus humble; et il faudrait qu'un médecin fût bien peu soucieux de sa propre réputation pour oser parler avantageusement des eaux de César, s'il ne reconnaissait pas en elles des vertus thérapeutiques réelles et sérieusement établies.

La critique nous objectera peut-être notre nom tant soit peu vaniteux, Source et Bains de César? *Nous répondrons à cela que des circonstances tout-à-fait étrangères à la publicité et au tintamarre ont donné à cette source salutaire le nom pompeux sous lequel on la désigne.*

A quelques mètres de l'endroit où elle jaillit, dans une des grottes du puy de Chateix, on remarque une assez grande quantité de grains de blé carbonisés; et cette grotte porte dans le pays le nom banal de Grenier de César. *Ce voisinage seul, en dehors de toute spéculation, a sans doute servi de parrain à notre Source, si, toutefois, comme on le verra quelques pages plus loin, elle ne peut pas prétendre à une origine tout-à-fait romaine.*

Du reste, ce que je dirai de la Source de César n'est pas de mon invention, mais bien le résumé des expressions de la reconnaissance d'une multitude de malades soulagés ou guéris. Je pourrais rappeler à ce sujet un mot d'Alcadinus, célèbre médecin du XI*e ou* XII*e siècle, dans sa description élégiaque des bains de Pouzzoles :*

Teste mihi populo, quæ scio verba loquor.
Le public est témoin, je dis la vérité.

Et de même qu'il suffit parfois, dans notre état social, de prononcer le nom d'un vénérable citoyen pour attirer sur lui les témoignages d'estime et d'affection de ses semblables, de même il ne faut ici qu'énoncer simplement le nom de la Source de César, pour que les louanges qu'elle mérite lui arrivent spontanément et de toutes parts.

Enfin, loin de moi la prétention ignorante et ridicule de vouloir, dans ces quelques pages, servir de guide aux praticiens qui désireraient utiliser les eaux de César. Pour que le Magister dixit *ait force de loi, il faut de toute rigueur que la réputation scientifique et probe de l'homme qui parle* ex professo *soit étendue au loin.*

J'ajouterai donc, dans l'intérêt des malades qui viendront à Royat-Saint-Mart demander le rétablissement de leur santé, sans être munis d'une ordonnance suffisante de leur médecin ordinaire, qu'ils trouveront près de ses deux sources éminemment salutaires, (source de César et celle du grand Etablissement), un Inspecteur attaché audit Etablissement depuis plusieurs années, M. Basset, et d'autres docteurs-médecins, MM. Imbert-Gourbeyre, Laugaudin, etc., etc., dont la science est trop connue et l'expérience trop ancienne pour laisser le moindre doute sur la valeur de leurs conseils.

Autre avantage que l'on ne rencontre point ordinairement partout ailleurs :

Les nombreux et savants médecins de Clermont, mes honorés Confrères, à 2 kilomètres de Royat, connaissent parfaitement les eaux de cette station thermale, et présen-

tent par conséquent aux baigneurs toutes sortes de facilités et de garanties pour les consultations.

Je ne m'arrêterai point à formuler ici des indications relatives aux cures de petit-lait et de raisins, qu'un ancien confrère, probablement de bonne foi, avait tenté d'accoler à la station de Royat; chose qui a été répétée depuis sans réflexion sérieuse : ce serait m'amuser aux dépens des Baigneurs et leur jeter de la poudre aux yeux. On se baigne à Royat pendant les mois de juin, juillet et août principalement, et les vignes des environs ne se vendangent que dans le courant d'octobre. Si donc l'on peut se procurer d'excellents raisins à Royat, comme il n'y a pas lieu d'en douter, c'est un privilége commun à toutes les stations thermales d'Auvergne.

Quant au petit-lait, les vaches ne sont pas assez nombreuses à Royat, ni les pâturages assez abondants, pour attirer l'attention et captiver la confiance des Médecins.

La vérité seule, et non l'esprit de contradiction, m'a dicté ce que j'écris ici concernant les raisins et le petit-lait.

Royat-Saint-Mart a pour lui son air pur et vivifiant, ses promenades agréables et salutaires, ses eaux offrant à la médecine des ressources franchement avérées. Il importe à la prospérité de cette station thermale d'en éloigner tout ce qui n'est que babil ou promesses illusoires.

N. B. — Quoique depuis près de 25 ans j'exerce la médecine dans le voisinage des eaux de Royat, je crois devoir déclarer, dans l'intérêt des malades, que je ne me suis sérieusement occupé de ces eaux que relativement à leurs effets salutaires dans le traitement des Maladies nerveuses.

C'est du reste à des affections de ce genre que, depuis plus de 12 ans, mes études ont été spécialement consacrées.

I

TOPOGRAPHIE ET HISTORIQUE DES EAUX DE CÉSAR.

> *Quod deniquè hujus modi est ut semel visum advenis, multis patriæ oblivionem sæpè persuadeat.*
>
> Ce pays de l'Auvergne est tel que plusieurs des étrangers qui le voient, même pour la première fois, sont tentés d'y oublier leur patrie.
>
> (SID. APOLLINAIRE.)

A deux kilomètres de Clermont, à l'entrée de la pittoresque et ravissante vallée de Royat, tout-à-fait sur le bord du ruisseau Tiretaine (Scatéon, dans le style prétentieux), lequel roule rapidement ses eaux de cristal sur un lit sablonneux, jonché de pierres noires, jaillit la source qui alimente la Buvette et les Bains de César.

Là, dans le fond d'une maison d'apparence bien simple, existe un puits circulaire, d'*un* mètre d'élévation au-dessus du sol, et de *trois* mètres de pourtour, dont la construction remonte à l'année 1822, bâti lui-même sur un autre puits carré, de date romaine dit-on.

Dans ce puits, quand les robinets par lesquels s'échappe l'eau destinée à remplir les baignoires sont fermés, bouillonne jusqu'au bord supérieur, en murmurant sourdement et en laissant éclater de nombreuses et grosses bulles d'acide carbonique, la source de César.

Cette source, nous le répétons, fait son apparition dans un réduit bien modeste ; mais quelle élégance ne remarque-t-on pas dans le voisinage?

Tout près et à l'entour s'élèvent des hôtels magnifiques, dignes de rivaliser avec ce que possèdent de plus confortable et de plus somptueux les stations thermales de premier ordre.

Saint-Mart, d'ailleurs, est situé sous un ciel qui lui envoie de très-douces influences. Tout le pays est un chef-d'œuvre de la nature, duquel on pourrait dire avec l'auteur du *Traité de Magnificentiâ :*

Nescio an sol in hoc magnificentiæ genere quidquam viderit magnificentius.

Air pur, végétation splendide et variée à l'infini; plantes aromatiques semées à profusion sur un sol admirablement accidenté; fleurs champêtres et cultivées se renouvelant chaque jour; sites pittoresques, vues délicieuses; promenades charmantes, éminemment hygiéniques; avantages de la campagne pour ceux qui aiment les champs, et agréments de la ville pour ceux qui redoutent la solitude; tout cela existe à Saint-Mart. Le pays seul serait capable de guérir, comme le disait autrefois, en parlant de Vichy, l'illustre Mme de Sévigné.

Ce que je dis ici de Royat et de ses environs n'a rien qui sente l'exagération.

Papire-Masson, substitut du procureur général aux Grands-Jours d'Auvergne, qui se tinrent à Clermont en 1582, s'exprime ainsi dans la description qu'il fait des lieux qui nous occupent :

« *Aspicite, quæso, Dumam, præcelsum jugum undequaquè herbidum, aspicite hos colles mihi vicinos et vitibus abundantes, hæc prata quæ detonderi quater in anno sunt solita; posteà, conversis in orientem solem ocu-*

lis, planiciem spectate feracissimis campis affluentem. Trundo, amœnissimus amnis, qui cis Dumam oritur, quantam oculis voluptatem affert! »

Voyez, je vous prie, Dôme, ce sommet élevé, tapissé sur tous ses points de plantes aromatiques; regardez ces coteaux voisins tout couverts de vignes; ces prés que la faulx a coutume de visiter quatre fois par an; tournez ensuite vos regards vers le soleil levant, et fixez-les sur cette plaine qu'on pourrait appeler le domaine de la fertilité. Quel spectacle magnifique ne présentent pas à la vue les bords du *Trundo* (Tiretaine), petite rivière des plus agréables, qui prend sa source en deçà du puy de Dôme!

Je suis étonné que les amateurs de mots à prétention poétique n'aient pas donné la préférence, pour désigner la petite rivière Tiretaine, à l'expression employée par le substitut du procureur général aux Grands-Jours.

Si Tiretaine, en effet, sent un peu trop l'étoffe grossièrement tissée, Scatéon n'a, selon moi, d'autre mérite que sa prononciation hachée et son extraction banale du latin (*Scatere*, *eo*, ou *Scatere*, *o*, sourdre, jaillir.)

Mais *Trundo*, quel mot majestueusement sonore et vraiment digne d'un habitant de la Canebière! Comme il eût été noblement placé à la fin d'une ligne élégante et marchant à pas comptés! *Trounlo!!!*

Revenons aux choses un peu plus sérieuses.

L'un des agréments tout particuliers à la station de Royat consiste en ce que l'on peut, même immédiatement après une pluie torrentielle, s'y promener à pied sec, son terrain étant presque entièrement composé de débris de volcans.

Lorsque le noble Arverne Martius, devenu saint Mart par sa vie exemplaire, vint, au commencement du VIe siècle, chercher au pied du puy de Chateix le repos et la tranquillité de l'âme, peut-être y était-il attiré par cette source, qui probablement, alors comme aujourd'hui, répandait la santé du corps au milieu de ce pays magnifique.

Quoi qu'il en soit, la source de César est, à notre époque, destinée à créer, à l'entrée de la splendide vallée de Royat, une nouvelle célébrité topographique. Ces lieux, déjà illustrés par saint Mart et son prieuré, ainsi que par la forteresse de Waïfre, à laquelle le puy de Chateix doit son nom, acquerront, on ne saurait en douter, une nouvelle célébrité qui ne sera pas inférieure à celle des siècles passés.

Saint-Mart était naguère un lieu de pèlerinage très-fréquenté. On y venait de loin redemander à la mémoire et à la protection du vénérable patron le soulagement d'une conscience accablée de remords et le repos de l'âme attristée par les ennuis.

Aujourd'hui, la dévotion à saint Mart est tombée dans l'oubli le plus profond : on ne vient plus y chercher que la santé du corps. Le luxe et les progrès de la prétendue civilisation ont matérialisé les idées. Toutefois, si quelque libre-penseur de notre temps, en passant devant les débris du monastère de Saint-Mart, songeait à secouer la tête, prétendant que l'idée de Dieu disparaît de la terre, qu'il réfléchisse tant soit peu, il comprendra, j'en suis sûr, que la Providence n'a nullement cessé de se manifester en ces lieux.

Oui, l'on est forcé d'admirer la nature à Royat-Saint-Mart ; mais, suivant les expressions d'un savant hydrologue de notre siècle, Alibert, c'est une nature bienfaisante qu'il faut y adorer ; car dans l'enceinte des fontaines sacrées la bonté de Dieu rivalise avec sa puissance ; et à Saint-Mart-Royat, l'établissement de la Source de César a une vertu salutaire d'autant plus surprenante, qu'il est lui-même plus simple et plus modeste.

Ce petit établissement a une efficacité souveraine, et en le quittant le malade est forcé de faire un acte de remercîment à la Providence.

Balneolum dictum, tantæ virtutis amicum,
Ut patiens illic sentiat esse Deum.

(ALCADINUS.)

Le Grand d'Aussy, dans la première édition de son *Voyage en Auvergne* (1788), a dit :

« Si l'on s'avise d'établir à Saint-Mart quelque jolie salle de bal ou d'assemblée, je ne doute pas que les malades ne s'y portent en foule, et que les guérisons qui s'y feront ne donnent à l'Etablissement une célébrité prompte et brillante. »

La prédiction de Grand d'Aussy n'a pas attendu la construction de la salle de bal pour se réaliser. L'on ne vient point encore danser à Royat, mais on s'y rend chaque année, de tous côtés et de loin, pour se procurer la force et la santé nécessaires au danseur.

Antérieurement à l'année 1871, le petit Etablissement de César était resté dans un état de délabrement complet et déplorable. Il fallait être dix fois convaincu de l'efficacité salutaire des Bains de cette source, pour s'aventurer à y pénétrer. Tout ce qui était capable de repousser un baigneur, une baigneuse élégante et petite-maîtresse surtout, s'y trouvait réuni. Ce n'était pour ainsi dire qu'à reculons qu'on s'enfonçait jusqu'au fond du taudis, étroit, humide, et totalement envahi par la plus profonde obscurité.

Les baignoires qui servaient alors étaient construites en planches et presque toutes d'une dimension trop resserrée.

Malgré ces graves inconvénients, les Bains de César ne laissaient pas que d'être annuellement fréquentés par des malades de l'élégante société principalement. C'est parmi ces gens-là, en effet, que se rencontrent le plus souvent les affections morbides du système nerveux. Or, les jeunes dames, les jeunes personnes qui les utilisaient, commençaient par faire acte de courage en descendant l'escalier aboutissant aux cabines, dans lesquelles elles n'entraient que sur la promesse réitérée qu'on était obligé de leur faire, qu'elles en sortiraient saines et sauves.

Le nouveau propriétaire a mis dans ces dernières années, pour la commodité et l'élégance, les Bains de César au niveau des établissements modernes; et l'on peut être assuré que, sous cet habit des dimanches, ces bains occuperont dignement à l'avenir la place qui est assignée à leur mérite incontestable dans la thérapeutique.

Cet établissement possède aujourd'hui huit baignoires très-commodes, une piscine, un bain pour l'emploi de l'acide carbonique, et une buvette, où, durant les heures nécessaires, on laisse l'eau couler par un jet continu, afin qu'elle ne subisse aucune altération dans les conduits, et qu'elle ait la température de la source elle-même.

L'établissement possède également un certain nombre de chambres bien aérées et très-confortables pour les malades qui le désireraient, ou qui auraient rigoureusement besoin de se mettre au lit quelques instants en sortant de leur bain. On y trouve aussi tout ce qui est nécesaire à une bonne et hygiénique alimentation.

II

PROPRIÉTÉS PHYSIQUES ET CHIMIQUES DES EAUX DE CÉSAR

Murmurat, exurgens, fons dulcis et utilis ægro.

Cette eau limpide, agréable et salutaire, s'échappe en murmurant.

L'eau de la source de César est très-limpide, incolore, sans odeur, et d'une saveur piquante légèrement acidulée.

Quoique fortement chargée de principes alcalins et ferrugineux, elle est agréable à boire.

Elle rougit sensiblement le papier de tournesol.

Sa température est de 29 degrès ; quelque peu moins chaude à la partie supérieure du puits ainsi qu'à l'extrémité du robinet de la buvette ; encore est-il nécessaire que ce robinet reste toujours ouvert et que l'eau s'en échappe continuellement. Sans cette précaution l'eau, à cette extrémité, serait d'une température beaucoup moins élevée.

La pesanteur de l'Eau de César est de 1,0016.

Cette eau a été plusieurs fois analysée.

Voici l'analyse qu'en a faite M. Lefort, érudit et laborieux pharmacien, membre de l'Académie de Médecine de Paris (*Etudes chimiques sur les eaux minérales et thermales de Royat et de Chamalières*). On la trouve exposée dans le tome III des Annales de la Société d'hydrologie.

D'après M. Lefort, un litre d'eau de la Source de César contient les principes suivants :

Acide carbonique.	1 gr. 229
Bicarbonate de soude. . . .	» » 392
id. de potasse. . . .	» » 286
id. de chaux. . . .	» » 686
id. de magnésie. . . .	» » 397
id. de fer. . . .	» » 025
Manganèse	Traces.
Sulfate de soude	» » 115

Phosphate de soude.	» » 014
Arséniate de soude.	Traces.
Chlorure de sodium.	» » 766
Iodure et bromure de sodium.	Indices.
Silice	» » 167
Alumine.	Traces.
Matières organiques	Indices.
Poids des combinaisons salines anhydres, les sels étant à l'état de bicarbornates neutres.	4 gr. 067
Poids des combinaisons anhydres trouvées par expérience, les sels étant à l'état de carbonates neutres.	2 gr. 344

L'Eau de César, comme toutes les eaux minérales, dépose un sédiment plus ou moins épais sur les parois des tuyaux où elle coule et dans les vases où on la tient enfermée quelque temps. Néanmoins elle est une des eaux alcalines qui se décomposent le moins et par conséquent qui peuvent être transportées au loin sans subir d'altération sérieuse, et être conservées plus longtemps.

Mêlée au vin, elle en change un peu la couleur, sans le troubler d'une manière bien sensible.

L'on n'a point remarqué que les variations de l'atmosphère, ni les orages, modifient la nature et la limpidité des Eaux de César, dont la température n'éprouve par là aucun changement.

D'après ces quelques observations, il est facile des comprendre pourquoi les Eaux de César sont reçues sur un aussi grand nombre de tables d'hôtels ou restaurants et de maisons privées.

Elles emportent avec elles l'*utile dulci* de l'illustre poète latin, pourvu qu'on les mêle à une petite quantité de ce vin généreux et moelleux tout à la fois, dont parle Horace ; vin qui selon les assertions du poète, chasse les soucis, coule légèrement dans les veines, répand dans l'âme une douce espérance et entretient parmi les convives une conversation polie, aimable et variée.

Generosum et lene requiro,
Quod curas abigat; quod cum spe divite manet
In venas, animumque meum, quod verba ministret.

L'on me pardonnera aisément, je l'espère, cette petite excursion dans la littérature de Brillat-Savarin, avec d'autant plus de raison que le spirituel traité de gastronomie, demi-sérieux et demi-plaisant, de cet aimable magistrat est capable de fournir aux établissements thermaux beaucoup plus de substances utiles que les bocaux d'une immense pharmacie.

Je ne voudrais pas néanmoins que ma franchise fût ici regardée comme une critique indirecte lancée à la face des médicaments, ni comme une trop large approbation du luxe des tables modernes, encore moins comme un encouragement à l'exigence des baigneurs.

Le bon choix des mets, leur préparation simple, une petite quantité d'excellent vin, peu, très-peu de médicaments, même quand ils sont nécessaires, sont trois conditions qui doivent toujours accompagner un traitement auprès des sources thermales.

Mais je m'aperçois que j'empiète sur ce qui concerne les propriétés thérapeutiques des eaux, sujet du paragraphe suivant, le plus important de mon opuscule, et sur lequel je prie le baigneur intéressé de fixer son attention d'une manière toute spéciale.

Si dans cette troisième partie de mon travail je laisse échapper de ma plume quelques mots acerbes, ces mots ne sauraient avoir trait à aucun confrère nominativement; ils s'adressent seulement aux hypocrites et aux pharisiens de la profession médicale.

Honni soit qui mal y pense!

III

PROPRIÉTÉS THÉRAPEUTIQUES DES EAUX DE CÉSAR

Restaurat stomachum, de renibus urget arenam,
Atque levat nervos Cæsaris usus aquæ.

L'eau de la Source de César rétablit les fonctions digestives, chasse les graviers de la vessie et soulage tout le système nerveux.

L'une des spéculations les plus hideuses, les plus antisociales de notre moderne civilisation, c'est le charlatanisme médical. Il ressemble au satan de l'Écriture, qui rôde en maint endroit pour chercher des victimes à son insatiable voracité ; *circuit quærens quem devoret.*

En effet, quoi de plus inhumain, de plus barbare, que d'attendre à son passage un malheureux qui souffre ; de faire sentinelle sur son chemin ; d'aller au moyen de courtiers le chercher dans son domicile ; de se présenter à lui sous une forme bienveillante et de bonhomie toute philanthropique; de lui promettre la guérison ou le soulagement ; d'avoir l'air de lui porter un intérêt véritable, tandis que réellement, dans le fond du cœur, l'on n'a d'autre intention et d'autre but que de le dépouiller de sa monnaie ?

Tel est l'office du charlatan. Il tend ses piéges, il lance ses prospectus, dans lesquels il préconise exclusivement sa propre expérience et ses talents hors ligne ; il met en mouvement ses *pisteurs*, à salaire gradué selon la toilette et le babil ; il dispose de toutes façons, au loin comme à l'entour, ses innombrables moyens de ruses et de promesses fallacieuses. Il arrive même quelquefois qu'il ne recule point devant l'idée passablement mystifiante de faire adresser aux dix mille principaux cabinets de la France, l'Almanach des conseils de son ignorante capacité et de sa ridicule présomption.

Que de choses n'aurait-on pas encore à dire, s'il était permis à une plume qui se respecte, de mettre en évidence les expédients ignobles et mystérieux de la police secrète de certains médecins qui n'ont jamais envisagé leur noble profession que sous un point de vue commercial et monétaire.

Il faut donc une excessive prudence pour ne point se laisser harponner et tromper.

Combien de souris et de souriceaux sont tombés et tomberont encore sous la patte de Rodilard! Montaigne et Molière avaient donc bien raison de crier au loup! au loup! quand ils apercevaient de loin le bout de l'oreille ou la robe enfarinée d'un charlatan.

C'est sous les auspices d'une telle profession de foi médicale que je vais essayer d'énumérer, aussi simplement que possible, les diverses vertus sanitaires des Eaux de César. Et dans cette énumération j'aime cent fois mieux demeurer au-dessous du vrai, que d'attribuer à ces eaux des propriétés thérapeuthiques qu'elles ne possèdent point, ou de décrire celles qu'elles ont en employant un langage protecteur et hyperbolique : il y a assez de piéges tendus à la pauvre humanité, pour que je ne vienne pas bénévolement m'inscrire au nombre de ceux qui chaque jour s'évertuent à l'induire en erreur.

Je serai par conséquent d'une sobriété très-modérée dans mes promesses ; et encore, — on ne saurait le répéter trop souvent, — les personnes qui voudront utiliser les Eaux de César dans l'intérêt de leur santé, ne devront le faire que d'après le conseil et sous la direction d'un praticien prudent, qui connaîtra et leur maladie et leur tempérament, double condition rigoureusement essentielle, que la raison a de tout temps imposée à la véritable médecine.

Combattre les douleurs rhumatismales erratiques sans véritable lésion organique appréciable du moins, mais dépendant d'un état fébrile général ;

Amender les divers genres de dyspepsie entée sur la faiblesse, l'état nerveux ou sur l'irritation de l'estomac, l'embarras ou l'obstruction de toute autre partie des intestins ;

Redonner par cela même à l'économie la vigueur d'une santé primitive ;

Faire disparaître chez de jeunes sujets l'anémie et la chlorose, qui détruisent pour toujours bien souvent la force et la beauté ;

Rétablir les indispositions mensuelles, inséparables de la véritable santé;

Débarrasser ces indispositions périodiques d'une foule de complications morbides ;

Ranimer et régler d'une manière convenable la circulation en toutes les parties du corps ;

Redonner de la souplesse et du moelleux à la peau, en lui restituant sa chaleur naturelle et en détournant des organes internes toute congestion sanguine ;

Rétablir à leur état normal les fonctions des reins et de la vessie ; expulser parfois de celle-ci des graviers, cause de violentes douleurs pour le moment et d'accidents fâcheux pour l'avenir ;

Lutter avantageusement contre une multitude d'affections nerveuses de nature essentiellement différentes ;

Remplir en beaucoup de circonstances les indications de l'hydrothérapie la plus active, sans exposer les malades à aucun des inconvénients de cette médecine douteuse, et accompagnée parfois d'un *risquons-tout* dangereux ;

Telles sont en peu de mots les propriétés salutaires de la Source de César.

Il est bien entendu toutefois, je le répète, que la direction prudente d'un médecin consciencieux est nécessaire au malade qui désire subir un traitement sérieux.

Malgré toute l'étendue et la multiplicité de ses diverses vertus thérapeutiques, cette source ne renferme néanmoins ni spécifique ni panacée ; le premier de ces mots est presque un phénix en matière médicale ; quant au second, on ne le trouve que dans le dictionnaire des charlatans.

Il est bon de noter ici également que les règles générales auxquelles on assujétit vulgairement les baigneurs dans les stations thermales, ne sont que des banalités suspectes : rarement la santé de l'individu y trouve son intérêt.

Les maladies nerveuses contre lesquelles les Eaux de César sont principalement indiquées, sont d'ailleurs trop différentes d'elles-mêmes, pour que l'on puisse les soumettre à un traitement identique. Ces maladies sont des Protées, aussi difficiles à saisir que le

Protée de la fable. Quand on croit les avoir saisies à l'aide de l'intelligence, du raisonnement, de l'expérience surtout ; quand on a bien pesé leurs nuances diverses, et leur différence relative à chaque individu, ces névroses nous échappent, ou elles se présentent sous une autre forme tout-à-fait diverse.

On a dit avec vérité qu'il n'existe pas sous le soleil deux feuilles ou deux gouttes d'eau parfaitement semblables ; de même il n'y a pas deux maladies que l'on doive traiter de la même manière ; et en médecine tout traitement banal est suspect, il peut même devenir dangereux.

Quoique ce grave et dernier inconvénient ne se manifeste pas souvent dans l'emploi des Eaux qui nous occupent, ce n'est pas un motif néanmoins pour autoriser les malades à les prendre au hasard. Tout ce qui en médecine ne tend pas à guérir ou à soulager efficacement, doit être rejeté. Le malade est un individu dévoyé dans la vie ; il lui importe de de rentrer au plus tôt dans le chemin qui ramène à la santé, parce que les désordres qui se produisent dans les organes affectés d'un mal quelconque, deviennent d'autant plus sérieux et inguérissables, qu'ils sont plus invétérées.

La température des Eaux de César n'étant que de 27 à 28 degrés, on éprouve en y entrant un frissonnement assez prononcé, une sorte d'étouffement léger, qui bientôt disparaît pour faire place à une fraîcheur agréable de tout le corps et à un bien-être sensible. Cela arrive deux ou trois minutes après que l'on est entré dans le bain, quelquefois un peu plus tard.

La fraîcheur dont je viens de parler disparaît peu à peu, même assez rapidement, le bien être va *crescendo*. Alors le baigneur éprouve un picotement sur toute la peau, où l'on remarque une multitude presque infinie de bulles d'acide carbonique de la grosseur des grains de millet.

Après être resté dans le bain l'espace de 15 à 20 minutes, le malade ressent ordinairement du malaise et une sorte d'agitation l'avertissant qu'il est temps de sortir de l'eau. C'est là un avis de la nature auquel on aurait tort de résister.

A la sortie du bain, et la toilette vulgaire à peine achevée, le baigneur éprouve sur toute la surface du corps une chaleur douce et agréable, il se sent plus fort, plus alerte. Parfois le besoin de prendre de la nourriture se fait sentir subitement.

Cet état de réaction persiste durant un certain nombre d'heures.

Souvent même l'individu qui avant le bain pouvait à peine faire un demi kilomètre, marcherait sans se fatiguer une heure ou plus. Chaque jour les forces augmentent d'une manière excessivement appréciable.

On se met à table avec plus d'empressement et de plaisir ; les mets sont moins indifférents ; l'appétit sa ranime ; la digestion, à mesure que les bains deviennent plus nombreux, est elle-même moins lente ; les selles plus régulières, plus copieuses.

Si le malade a le soin de boire, à jeun, quelques tiers de verre de l'eau de la buvette ; si aux repas il use de cette eau pour étendre son vin, les urines apparaissent en peu de jours plus faciles, plus abondantes et presque toujours néanmoins plus chargées ou plus épaisses. Il n'est pas rare d'observer dans le vase qui les contient, après qu'elles y ont resté quelque temps, une sorte de dépôt graveleux, ou formé d'acide urique solidifié.

Le sommeil, chez les malades surtout qui prennent leur bain dans la matinée, devient plus calme, plus profond, plus réparateur. Les rêvasseries, ainsi que les cauchemars et les diverses oppressions nerveuses, qui troublent la circulation, font place au repos le plus doux et le plus salutaire.

Ces bains sont excessivement toniques; ils surexcitent la circulation, donnent de la vigueur aux muscles, et à toute l'économie une énergie nouvelle.

Continués de 15 à 20 jours, ou un peu plus longtemps, ils stimulent les fonctions de la peau, détruisent les irritations intérieures : sous cette influence salutaire, il n'est pas rare de voir cesser des constipations opiniâtres ou des diarrhées chroniques, ayant résisté jusque-là aux drogues variées de la thérapeutique ordinaire.

Toutefois, pour que le soulagement des congestions internes soit le résultat de la réaction opérée vers la peau, il est nécessaire qu'il n'existe point de grave lésion organique et que le mal ne soit pas trop ancien.

C'est en vertu de ces mêmes principes que les Bains de César sont utilement employés contre l'anémie, la chlorose, l'hystérie, l'hypocondrie, la chorée ou danse de Saint-Guy, et une multitude d'affections nerveuses de nature et de symptômes différents.

J'ai vu ces bains produire d'excellents effets dans les maladies, même anciennes, de la colonne vertébrale, suite de mauvaises habitudes ou de libertinage. Plusieurs fois j'ai observé que des manies, n'ayant pas d'autres causes, ont été sérieusement amendées, sinon radicalement guéries par l'usage des Bains de César, à l'aide d'un bon régime et des autres ressources de l'hygiène.

Les Bains dont nous parlons, s'ils ne produisent pas les effets désirés, sont dans la plupart des circonstances d'une bénignité constante, ainsi que je l'ai donné à entendre quelques pages plus haut. Ils ne sont point assez chauds pour porter au cerveau, et leur action sur la peau est trop puissante, trop prompte aussi, pour répercuter à l'intérieur une irritation quelconque ou une congestion dangereuse. Leur plus mauvais résultat ne pourrait être, bien souvent, que de ne produire ni bien ni mal ; résultat néanmoins fâcheux, puisqu'il fait perdre aux malades des jours précieux, qu'ils ont intérêt d'utiliser promptement, pour ne point donner à la maladie le temps de s'aggraver. Il importe donc de ne les prendre que quand un médecin prudent et expérimenté les ordonne en toute connaissance de cause.

En résumé, les Bains de César sont stimulants, toniques et reconstituants.

Pendant le règne tyrannique de la doctrine de Broussais, où la lancette et les sangsues ont joué un rôle si puissant et si universel, l'on répétait avec raison que la saignée affaiblissait outre mesure les nerfs.

Cette objection aux usages serviles de la mode en médecine était logique et vraie. Et ce qui, il y a 20 ou 30 ans, passait pour un aphorisme devant lequel il n'y avait qu'à s'incliner, est aujourd'hui regardé comme une vieille routine, dont il importe de se débarrasser complètement dans l'intérêt de la santé publique.

D'ailleurs, dans ces derniers temps, époque de luxe, qu'on pourrait appeler époque de décadence, si l'on ne craignait pas de froisser les oreilles trop susceptibles, les croyances politiques et morales ont perdu une grande partie de leur influence salutaire, et le système nerveux de bon nombre d'individus est fortement ébranlé. L'on n'a pas besoin pour réduire les tempéraments et en modérer la vigueur de pratiquer des saignées copieuses, ni de faire usage de beaucoup de sangsues. La *Mode Broussais*, ce libre penseur du commencement du 19e siècle, est par nécessité tout-à-coup tombée en désuétude : le règne de la lancette est passé. On dirait qu'avec le bien-être généralement répandu dans presque toutes les classes sociales, un certain étiolement universel s'y soit insinué : plus d'énergie, plus de noble vigueur, plus de force de caractère; l'esprit de famille, l'amour sacré de sa patrie, le courage des grands sacrifices et de l'abnégation, tout cela semble être d'un autre siècle.

Nous sommes arrivés à un tel point d'amoindrissement et d'égoïsme, que l'homme n'a pas lieu d'être fier de lui-même; les vrais amis de l'humanité au contraire sont réellement effrayés de notre situation sociale, et ils se demandent avec inquiétude où s'arrêtera le cataclysme qui nous menace.

Les maladies nerveuses sont plus que jamais multipliées et variées à l'infini. Le principe intelligent et moral de l'homme n'a plus sa vigoureuse fermeté d'autrefois. Le philosophisme moderne n'aspire qu'à une chose, donner à l'homme un numéro dans l'ordre universel des animaux, en l'assimilant à la brute, ou même en le mettant au-dessous.

Les animaux de toutes races domestiques se multiplient et se perfectionnent journellement. De nombreux concours encouragent ce perfectionnement, en prodiguant l'argent et les médailles. Et l'homme, dont de misérables calculs diminuent le nombre, sous prétexte de lui assurer un bien-être plus confortable, l'homme, qui, dans beaucoup de familles, où rien ne manque en fait de luxe, approche de l'unité, cet homme par mille voies différentes arrive à la corruption et alors, machine amaigrie ou boursoufflée, il ne se montre que sous l'aspect d'une insigne mollesse et souvent en courbant le dos, sous le poids d'une vieillesse précoce, que le remords et l'ennui précipitent encore plus.

Dans ces circonstances, quand cet étiolement est trop évident, quand la machine semble détraquée, quand un vice rédhibitoire atteint un jeune sujet dans presque tous ses organes essentiels, on se lamente dans la famille, et l'on songe sérieusement à refaire une constitution, en s'adressant aux drogues multipliées de la matière médicale: mais ces drogues sont impuissantes, ou même elles produisent dans l'économie un ravage plus complet.

Alors, toute la science de nos facultés et de nos codex ayant échoué, on est forcé d'en venir à la thérapeutique de la nature, qui selon l'expression d'Isocrate, *non periculosis medicamentis utitur* (trad. de Wolff), et de tourner ses regards vers les grands réservoirs salutaires que la puissance et la bonté de Dieu ont sans doute établis pour rendre à l'homme la santé perdue par sa faute, ou la faute des siens, et souvent aussi, hâtons-nous de le dire, par des circonstances étrangères, qu'il ne lui a pas été possible d'éviter.

Quoi qu'il en soit des causes efficientes ou occasionnelles, le mal existe, et il est urgent de le réparer par tous les moyens en notre pouvoir.

Des deux branches de l'art de guérir, les plus importantes, la médecine morale et l'hygiène, la première a été dans ces derniers temps à peu près oubliée ou même dédaignée; quant à la seconde, ou l'hygiène, elle a été radicalement viciée par le luxe de notre prétendue civilisation. Corrigeons celle-ci, et ne perdons pas de temps pour les utiliser l'une et l'autre.

La société, disent nos hommes politiques, a besoin d'être renouvelée, et nous, médecins, nous répétons avec raison que la santé publique a besoin d'être reconstituée.

Mais l'on ne saurait ignorer que le moral et le physique marchent ensemble : *mens sana in corpore sano.* L'un ne jouit point d'une bonne santé quand l'autre est malade; et l'on ne modifie pas avantageusement le second, quand le premier demeure abâtardi et affaissé sous le poids accablant de sa corruption.

C'est donc en moralisant l'homme d'abord qu'on lui redonnera la vigueur et la santé de ses ancêtres, c'est en le rapprochant de la vie champêtre, en le nourrissant d'air pur et vivifiant; en cherchant à développer la vigueur qui lui reste; et à donner à ses muscles de la souplesse et de l'élasticité; c'est en stimulant par des exercices physiques, habilement gradués, la puissance digestive de son estomac; c'est en l'éloignant des vices de nos corinthes modernes; en le forçant de prendre part à des conversations douces, aimables, enjouées parfois, mais polies ; c'est en un mot en le rapprochant de la Divinité et de la nature qu'on le rapprochera de la santé.

Eh bien! La station thermale de Royat-Saint-Mart a tout ce qu'il faut pour nous aider dans cet important travail de régénération. Nulle part la médecine ne trouvera des ressources plus efficaces et plus agréables.

A Royat l'on se fortifie dans le bain, et au milieu de la végétation la plus aromatique et la plus salutaire; à Royat les promenades charmantes et essentiellement hygiéniques peuvent se faire à toutes les heures du jour, parceque partout dans ses environs des arbres, à l'ombrage inoffensif, dérobent le promeneur aux rayons trop ardents du soleil; à Royat deux sources minérales d'une thermalité et d'une valeur thérapeutique différentes, mais toutes deux méritant une des premières places dans la médecine hydrologique.

L'Auvergne possède dans le Mont d'Or l'un des établissements thermaux les plus importants. Royat - Saint - Mart marche sur la voie d'une seconde célébrité. Car si, pour me servir des expressions du savant directeur de notre école de médecine de Clermont, M. Pierre Bertrand, « le Mont d'Or est un vétéran qui a fait ses preuves, le nouveau venu » (Royat) a pour lui l'avenir, et il saura le » mettre à profit. »

Encore quelques années, et Royat convenablement modifié et sagement embelli, relié à la ville de Clermont par une belle route de 2 kilomètres seulement, et à l'observatoire du Puy-de-Dôme, par un chemin qu'aucun baigneur ne pourra s'empêcher de prendre et de reprendre plusieurs fois, tellement il sera pittoresque, agréable et salutaire; Royat attirera près de ses eaux des milliers de baigneurs, venant non seulement des diverses provinces de la France, mais de toutes les contrées du monde civilisé. Ces baigneurs y reviendront presque tous dans l'intérêt de leur santé, quelques uns par reconnaissance, et ils se chargeront, beaucoup mieux que la quatrième page des journaux et que les brochures qui pourraient être publiées par la spéculation, de raconter les nombreuses guérisons qui s'y opèrent, et de faire en faveur de ces eaux une juste propagande, moins utile à Royat-Saint-Mart qu'à l'humanité.

Que l'on ne prenne pas cependant ce que je dis ici de Royat pour des coups de baguette données sur une grosse caisse ni pour la voix du piston avant-coureur du charlatanisme; rien n'est plus éloigné de ma pensée que l'idée ou l'intention d'induire qui que ce soit en erreur.

En médecine il est bon d'avoir la prudence du serpent; et si cette prudence est nécessaire au praticien consciencieux, elle l'est, à plus forte raison, au malade qui vient demander à une source thermale le rétablissement de sa santé. Ils doivent l'un et l'autre ne jamais oublier le sage précepte d'un médecin de Rome, au XVIIe siècle, soyons réservés dans nos expériences, car il s'agit de la santé de l'homme : *Non faciamus experimentum, nam agitur de pelle humanâ.*

V.

DANS QUELLES CIRCONSTANCES MORBIDES LES EAUX DE CÉSAR NE CONVIENNENT-ELLES POINT; ET QUELLES PRÉCAUTIONS DOIVENT PRENDRE LES BAIGNEURS POUR QUE L'USAGE DE CES EAUX LEUR SOIT SALUTAIRE?

Non eadem omnibus, etiam in similibus casibus, opitulantur.

Les mêmes remèdes, dans des maladies semblables, ne sont pas toujours utiles.

(CELSE).

Si je commence cet article V par un point d'interrogation, c'est que ma franchise de médecin m'en fait un devoir; comme aussi je me crois obligé de ne répondre à cette question complexe que d'une manière excessivement prudente, laissant au baigneur toute liberté et le renvoyant, pour sa gouverne, aux prescriptions du médecin qu'il aura choisi.

Rien dans l'art de guérir n'est dangereux comme le babil de certains médecins *qui savent tout*, et qui croient devoir être les conseillers généraux de la santé publique.

Donner d'ailleurs un avis prétendu sérieux, tracer une règle de conduite à un malade que jamais l'on n'a vu, que l'on ne connaît nullement, c'est faire preuve d'une véracité bien suspecte

Je me bornerai donc à dire ici qu'il est une foule de circonstances où les Eaux de César, en boisson comme en bains, ne conviennent point aux malades; non seulement parcequ'elles leur feraient perdre un temps précieux, mais encore quelquefois par ce qu'elles aggraveraient peu ou beaucoup leur maladie. Ces circonstances exigent que les personnes intéressées prennent toutes les précautions que le bon sens indique, afin de ne pas être victimes de leur imprudente légèreté.

Je n'ai pas besoin d'ajouter ce que valent par conséquent les avis jetés à la face de tout venant par des individus étrangers à la médecine, ou même par des médecins de nom qui, comme je l'ai dit tout à l'heure, s'arrogent le titre et les fonctions de conseillers généraux dans l'art de guérir.

Le seul mérite que ces *magister* d'eau minérale puissent avoir, c'est de faire germer et d'entretenir dans l'esprit du baigneur un doute salutaire; et quand des conseils de ce genre tombent sous les yeux, ou qu'ils parviennent à l'oreille de l'homme intelligent, c'est pour lui crier, baigneur, *prends garde à toi!*

Ainsi, tout en regrettant de ne pouvoir donner, dans ces quelques lignes, une réponse péremptoire aux questions qui font le sujet de cet article, je dirai en peu de mots ce que tout malade doit essentiellement observer, s'il ne veut point agir en étourdi ou avec une imprudence dont il pourrait se repentir.

Ne prendre les Eaux et les Bains de César que sur l'avis, sérieusement motivé, de son médecin de confiance;

Cesser l'usage de ces Eaux, si l'on s'aperçoit que le bien qu'on en espérait est nul, à plus forte raison, si le mal augmente.

Ne pas trop ajouter foi à cette promesse répétée dans presque tous les établissements d'eau thermale, que le bien qu'on peut attendre des eaux ne se fera sentir que plus tard. Il y a plusieurs siècles que cette banalité illusoire aurait dû disparaître du babil médical.

Se choisir une chambre ou appartement convenable, dont l'espace et l'exposition soient conformes à l'hygiène;

Prendre pendant toute la durée du traitement une alimentation suffisante et confortable ;

(Ces deux choses sont d'une exécution facile à Royat.)

Se méfier, précaution rigoureusement nécessaire, du mauvais vin aigrelet, etc., dont certains maîtres d'hôtel ne craignent pas d'abreuver leurs clients.

La quantité de vin servi aux baigneurs n'est pas telle qu'on ne puisse pas le leur donner d'une qualité convenable. Et si pendant que l'on suit un traitement dans le but de se débarrasser de quelque irritation gastro-intestinale, on absorbe journellement un liquide d'apparence vineuse capable de troubler la digestion, l'on n'a pas lieu d'être étonné du peu de succès de ce traitement, ni souvent du mauvais effet des eaux.

Les promenades et les distractions doivent être multipliées autant que possible.

Il est important que le baigneur choisisse, d'après son expérience personnelle et l'avis de son médecin, l'heure de la journée où le bain et les autres opérations concernant le traitement produisent le meilleur résultat.

Mais ne voulant pas jouer le rôle que je viens de critiquer, quelques lignes plus haut, et désirant ne point abuser de la patience de mon lecteur, j'arrête ici la liste des conseils et je passe au dernier article, celui des observations.

On lit à la page 9 de l'Avant-propos que la voie de la vérité basée sur l'expérience mérite seule d'introduire les eaux minérales dans le domaine de la médecine, c'est-à-dire, en d'autres termes, que des observations faites avec prudence et discernement, peuvent seules guider le praticien. Ces observations, pour être de bon aloi, seront frappées au coin de la sincérité. Le médecin dans les récits qu'il fait ne doit être ni orateur ni avocat, mais simple et exact narrateur de ce qu'il a vu. Il ne doit se proposer qu'un seul but, celui de faire servir la guérison ou le soulagement d'un premier malade au soulagement ou à la guérison d'un second.

En ces circonstances, d'ailleurs l'écrivain a besoin d'une grande modestie, parcequ'il n'est pas facile de parler de soi ; et d'une très-grande discrétion, relativement au malade anonyme dont il raconte l'histoire et les infirmités.

L'on ne sera donc point étonné de ne voir dans cet article VI qu'un très petit nombre d'observations d'un style excessivement laconique, et desquelles sera nécessairement exclus tout détail inutile.

J'ai suivi très-exactement du reste, dans ces petits récits, la maxime d'un savant hydroloque anglais, Martin Lister, qui proscrit d'une manière absolue, dans ce cas, tout ce qui est extraordinaire et hypothétique.

Nil nisi quæ vulgo nota sunt, narro.

(Therm. ac Font. medicat. Angliæ).

VI

OBSERVATIONS DE GUÉRISONS PRODUITES PAR LES EAUX DE CÉSAR.

Ratione.... Experientiâ....
Raison.... Expérience....
(ANC. PHARMACOP. DE STRASBOURG.)

1re OBSERVATION.

Dyspepsie accompagnée de Gastralgie très douloureuse, guérie par les Eaux de César.

Mme N., de Paris, d'une constitution peu robuste en apparence et d'un tempérament nerveux, âgée de 38 à 39 ans, mariée depuis 8 années seulement, souffrait d'une dyspepsie qui datait presque du commencement de son mariage.

Elle avait fait inutilement trois saisons à

5.

à Vichy. Ems, Bagnères de Bigorre et les eaux de mer avaient également échoué.

Les Eaux de César, en boisson et en bains, produisirent chez cette malade des effets merveilleux : après une vingtaine de jours de traitement madame N. était tout-à-fait sur la voie de la guérison.

2me OBSERVATION.

Gastralgie anémique soulagée par une première saison des Bains de César et radicalement guérie par une saison nouvelle.

Mme M. de M., 37 ans, santé affaiblie par des douleurs rhumatismales, datant de plusieurs années, mais principalement fatiguée par une gastralgie chronique, vint me consulter au commencement de juin 186... Je crus devoir lui prescrire les Eaux de César, en bains et en boisson. Après 23 bains les douleurs de Mme M. avaient disparu.

Dans le courant de l'hiver 187..., les différents symptômes morbides ayant reparu et persisté, Mme M. revint l'été suivant à Royat se soumettre à un second traitement, qui fut suivi pendant 25 ou 26 jours. Mme M. quitta l'Etablissement étant à peu près débarrassée de sa maladie.

8me OBSERVATION.

Hystérie épileptiforme guérie par les Bains de César.

Mlle N. de S. S., âgée de 22 à 23 ans, était affectée depuis 18 mois principalement d'attaques ou convulsions hystériques épileptiformes paraissant de 7 à 8 fois tous les jours, et durant, à chaque crise, de 15 à 25 minutes;

Pendant la crise il se produisait chez la jeune personne des mouvements effrayants de tout le corps; la voix elle-même participait à ce désordre. Chaque accès se terminait par une profonde lassitude, un assoupissement pénible. Ce n'était que peu à peu que Mlle N. reprenait la parole et l'usage de ses sens.

On avait essayé en vain plusieurs sortes de

traitements. Les Bains de César furent prescrits.

Dès le 3me bain, Mlle N. éprouva un soulagement marqué. Les crises diminuèrent de moitié en fréquence et en durée. Après le 5e bain elles disparurent presque entièrement. Le 15e jour de son traitement, la malade apprend la mort d'un oncle, qu'elle affectionnait beaucoup. Cette fâcheuse nouvelle donne lieu à une crise, mais si légère qu'elle ne fit que commencer.

Mademoiselle N. quitta l'Etablissement après 23 bains dans un état tout-à-fait satisfaisant. Les règles avaient paru plus abondamment et plus facilement que d'habitude, sans être précédées ni suivies d'accès d'aucune espèce.

4e OBSERVATION.

Autre hystérie du même genre.

Mlle L. de M., 20 ans, tempérament lymphatique et nerveux, sujette depuis plusieurs années à des crises hystériques très-violentes, a fait près des Eaux de César plusieurs stations de 20 à 25 jours chacune ; elle s'en est parfaitement trouvée.

5e OBSERVATION.

Dysménorrhée accompagnée de gastralgie et de flueurs blanches abondantes, guérie par les Eaux de César.

Mme R. R., mariée depuis peu de mois, vint, accompagnée de sa mère, demander aux Eaux de César un soulagement à une dysménorrhée qui la faisait beaucoup souffrir. Cette jeune dame avait perdu l'appétit. Elle était amaigrie, pâle et d'une faiblesse extrême.

Après une première saison de 15 à 20 bains, amélioration très-prononcée.

Le mois suivant Mme R. R. revint, prit encore une douzaine de bains et se retira complètement guérie.

6e OBSERVATION.

Tic nerveux chez un enfant de 14 à 15 ans, guéri par les mêmes Bains.

Le jeune P. S., de Clermont, était affecté depuis 3 ou 4 mois de mouvements brusques nerveux, qui se manifestaient principalement à la partie supérieure gauche de la face. P. S. écrivait même quelquefois avec une certaine difficulté.

Les remèdes employés jusque là par le médecin de l'établissement où l'enfant faisait ses études, étaient restés sans succès. L'époque de la station thermale de Royat était passée : c'étaient les premiers jours d'octobre. Néanmoins je crus devoir faire prendre à P. S. les bains de César. La guérison ne se fit pas longtemps attendre; chaque bain produisant une amélioration très notable dans l'état du jeune malade. Dans les derniers jours de décembre il était complètement guéri; et la guérison s'est maintenue.

7e OBSERVATION.

Chorée, Aphasie, etc., guéries par les Bains de César.

Mlle M. de J., âgée de 11 à 12 ans, était depuis près d'un an affectée de chorée très-intense.

Cette jeune enfant éprouvait presque continuellement, quand elle voulait marcher, un mouvement désordonné des membres supérieurs, inférieurs surtout. A peine pouvait-elle prononcer distinctement quelques syllabes.

La malade avait plusieurs mois de suite fait usage du bromure de potassium.

On la croyait déjà idiote, quand elle fut amenée par ses parents dans mon cabinet, à Clermont.

Les Bains de César et quelques légers médicaments lui ont rendu la santé dont elle jouissait primitivement.

8me OBSERVATION.

Aménorrhée et Dyspepsie.

Mlle B. de Ch., 21 ans, constitution peu robuste, vint à Royat dans un état d'anémie et de chlorose fortement prononcées.

Une saison de vingt et quelques bains à la source de César lui rendirent la santé.

9me OBSERVATION.

Lumbago et sciatique chronique fortement amendés par les Bains de César.

Mlle V. de V.-M., âgée de 58 ans environ, vint me consulter pour un lumbago et des douleurs sciatiques, qui lui permettaient à peine de faire quelques pas en s'appuyant sur sa canne ou en donnant le bras à quelqu'un.

Je fis prendre d'abord à cette malade les bains du grand établissement de Royat; mais voyant que le soulagement obtenu par ce moyen était peu sensible, je lui conseillai ceux de la source de César.

Quinze bains de cette source produisirent des effets surprenants. La malade se retira dans un état très-satisfaisant.

10me OBSERVATION.

Hypochondrie et Gastralgie chronique.

M. X, propriétaire et agriculteur des environs de Nantes, hypochondriaque et souffrant beaucoup de l'estomac, a dû aux bains de César, en boisson et en bains, le soulagement très-marqué de ces deux graves maladies.

11me OBSERVATION.

Congestinn de l'ovaire gauche et de l'utérus.

Mlle N., de M., âgée de 24 ans, souffrait depuis plusieurs mois d'une congestion de l'utérus et de l'ovaire gauche. Les règles, paraissant tous les 18 ou 20 jours, étaient très-abondantes et très-pénibles. Les Eaux et les Bains de César, aidés de quelques préparations pharmaceutiques, où entrait une faible dose d'extrait de belladone, procurèrent à cette malade une guérison presque inattendue.

12me OBSERVATION.

Asthme nerveux, hypochondrie.

M. de M., du département des Bouches-du Rhône, fut adressé à Royat par l'un des praticiens les plus renommés de Marseille.

Agé de 42 ans, beaucoup d'embonpoint, de la mollesse dans les tissus, douleurs vagues et persistantes dans les hypochondres, nuits agitées, cauchemars, quelquefois suffocations, mais surtout difficulté dans la marche et manque d'appétit.

Ce qui contrariait le plus M. de M., c'était

de ne pouvoir s'occuper des études sérieuses auxquelles il avait voué toute sa vie. Le moindre travail d'esprit le fatiguait beaucoup.

Les 3 ou 4 premiers bains, pris dans d'assez mauvaises conditions, par un temps presque froid et fort humide, ne produisirent pas les heureux effets qu'on en espérait. Mais la température devenant plus favorable, les bains qui suivirent, donnèrent lieu à une amélioration très-prononcée dans l'état de santé de cet intéressant malade.

Après 27 ou 28 bains, M. de M. se trouva très-satisfait de sa saison.

13me OBLIGATION.

Anémie et faiblesse générale sérieusement soulagées par les Bains de César.

M. F. D.; de C., âgé de 45 à 50 ans, tempérament peu robuste, vint me consulter, il y a quelques années, pour une lassitude générale et un défaut complet d'appétit.

Ce malade avait demandé en vain du soulagement aux drogues de la médecine ordinaire.

Les Bains de César lui firent un bien très-sensible ; et M. F. D. y est revenu plusieurs fois avec empressement, par besoin d'abord, mais aussi par reconnaissance.

14me OBSERVATION.

Diabète guéri par les Eaux de César en boisson.

Mon très-cher et honoré confrère M. le docteur Dourif, professeur à l'Ecole de médecine de Clermont, m'a communiqué l'observation qui suit :

M. R., de Cl., affecté de diabète, prit pendant quelques temps les Eaux de César, en boisson, et il vit par ce seul remède disparaître sa terrible maladie.

15me OBSERVATION.

Affection des reins et de la vessie.

On pourrait rapporter ici un certain nombre d'observations relatives aux maladies des reins et de la vessie. Je me contenterai de mentionner la suivante :

M. François Thibaud-Landriot, impr.-libr., à Clermont-Ferrand, et qui fut longtemps maire de Royat, était atteint d'une de ces affections chroniques malheureusement très-communes chez les personnes astreintes à des occupations sédentaires, la maladie des reins et de la vessie, vulgairement désignée sous le nom de gravelle.

Sans le conseil d'aucun médecin, M. Thibaud crut devoir utiliser les Eaux et les Bains de César.

Ce traitement lui réussit plus qu'il n'aurait osé l'espérer. Le malade rendit quelques graviers, dont un assez volumineux, et sa santé se rétablit rapidement.

La reconnaissance inspira à M. Thibaud-

Landriot de vives sympathies pour les Eaux de Royat-Saint-Mart.

On soupçonnait généralement depuis un temps immémorial dans ces parages d'autres sources enfouies sous le sol. Jadis, disait-on, un établissement thermal grandiose a dû exister en ces lieux. M. Thibaud fut le premier à stimuler des recherches, auxquelles, plus que personne, il contribua par son autorité de maire, par son intelligence, par son activité, et, sans crainte d'être démenti, nous pouvons ajouter, par la distribution de sa propre monnaie.

La source principale de Royat, qui depuis quelques années porte le nom d'une souveraine, illustre exilée, fut alors de nouveau découverte.

Cette source, constituant avec l'Etablissement de César une des stations les plus importantes de l'Auvergne, a déjà donné à Royat et lui donnera encore de la célébrité et des richesses. Rien cependant, dans cet établissement hydrologique, rien dans cette commune, qui doit d'être quelque chose à M. Thibaud-Landriot, ne rappelle tant soit peu le souvenir de cet excellent père de famille, de cet honorable citoyen.

J'aime à croire que c'est de l'oubli; mais ce serait de l'indifférence, qu'il ne faudrait pas en être beaucoup étonné. L'homme honnête et sérieux, qui ne jette pas de poudre d'or aux yeux des êtres qui l'entourent, qui n'étourdit point le public par le tintamarre de son babil plus ou moins subtil, a beau faire dans l'intérêt de l'humanité; sa vie simple et modeste se termine bien souvent sans bruit : aucune gloriole terrestre ne l'accompagne dans sa demeure d'outre-tombe. Aux charlatans seuls de haut parage disparus d'ici-bas sont réservés, bien souvent aussi, les oraisons funèbres, les mausolées, et les autres expressions mensongères de la vanité des charlatans qui survivent.

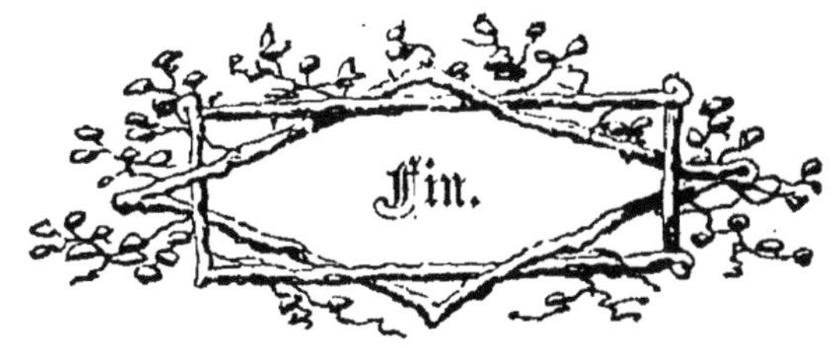

FAUTES A CORRIGER

1° Page 16, au lieu des deux dernières lignes, copiées d'abord chez un auteur que je croyais exact en ses citations, lisez :

Quid dici aut excogitari in hoc genere magnificentius potest?

(JOAN.-JOV. PONTANUS, *De Magnificentiâ*, t. I, p. 387),

2° Page 49, ligne 19, au lieu de *données*, lisez *donnés*.

Clermont, imp. MENEBOODE, Avenue Centrale, 8.

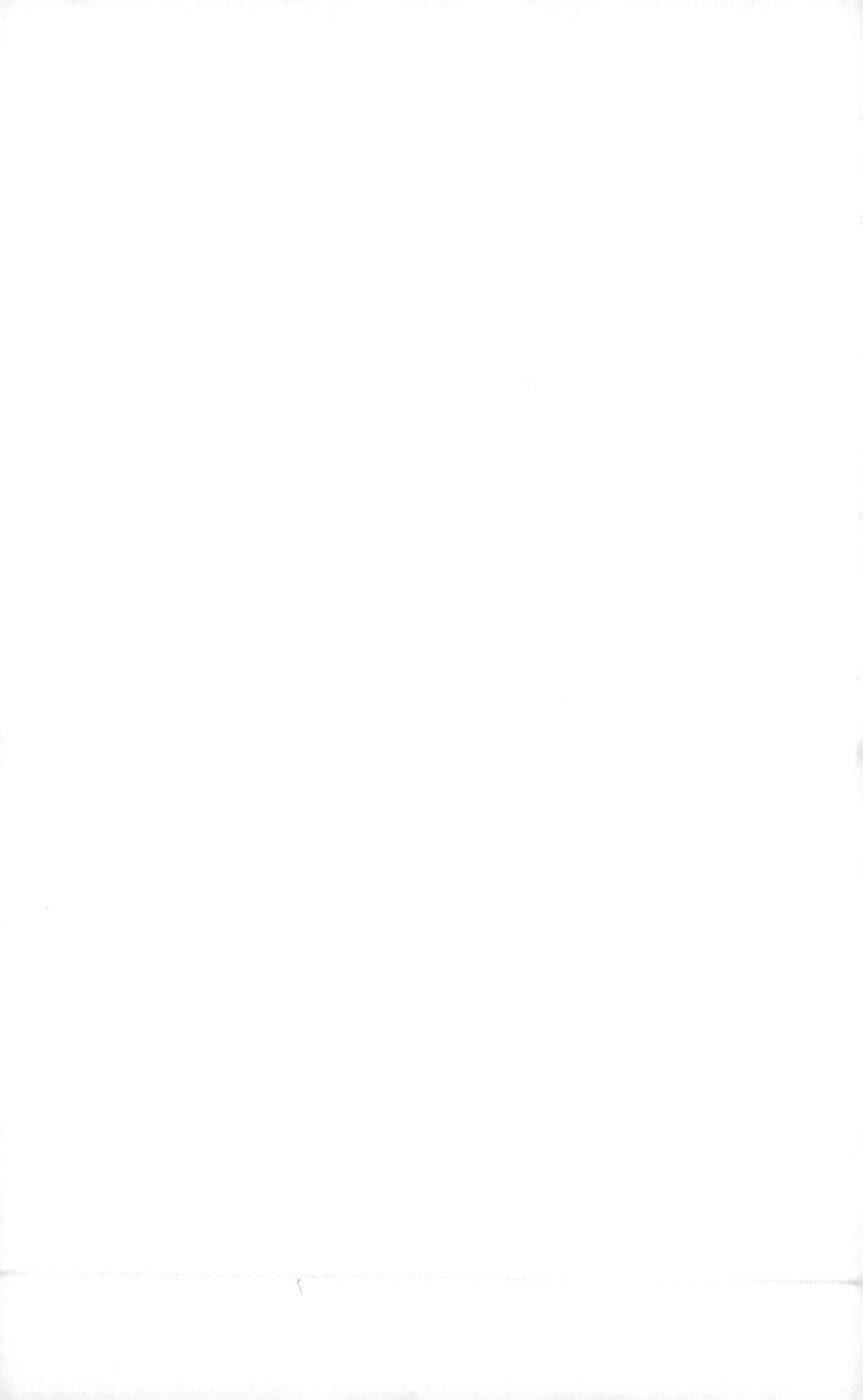

www.ingramcontent.com/pod-product-compliance
Ingram Content Group UK Ltd.
Pitfield, Milton Keynes, MK11 3LW, UK
UKHW020209200726
13856UKWH00004B/1280